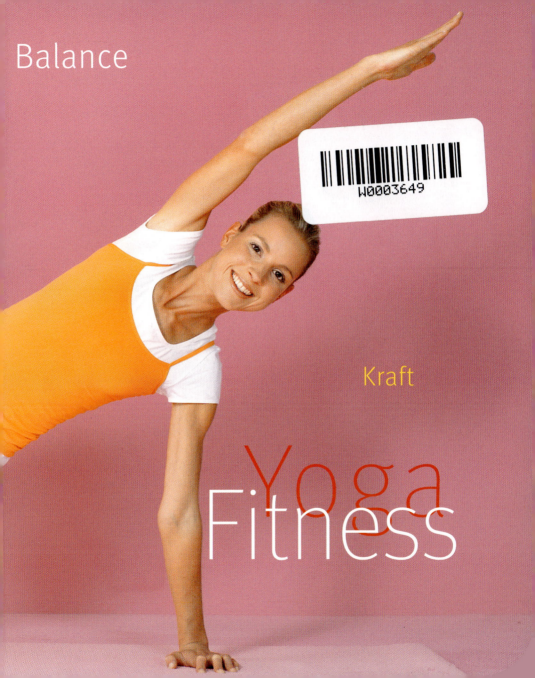

INHALT

Mit Yoga-Flows gewinnen Sie Beweglichkeit, Kraft und Energie. Angenehme Nebeneffekte: Ihre Haltung verbessert sich, Ihr Atem wird tiefer, unerwünschte Pölsterchen verschwinden und Ihre Kondition steigt merklich. Sie haben Freude an Ihrem Körper, Ihrer Kraft und Lebendigkeit und fühlen sich gesünder und wohler.

Power-Warm-up

Kommen Sie in Schwung 13
Um die innere Achse schwingen 13
Armschwung und Reinigungsatmung 14
Arme und Beine über Kreuz
schwingen lassen 14
Die Katze streckt ihr Bein 15
Variation Katze und Hund 16
Hund mit erhobenem Bein und Brett 17
Der Power-Sonnengruß 18

Asana-Flows

Lebensenergie im Fluss 23
Catbow-Flow 23
Abwärts und aufwärts blickender Hund . . . 24
Flow Hund – Held 26
Flow Katze – Hund – Taube 28
Flow Hund – Brett – Seitstütz 30
Die kraftvolle Haltung – tanzen 32
Held mit Feueratmung 33
Flow Held – Bogenschütze 34
Flow Bogenschütze – Dreieck 38
Der Feueratem 41
Übungssequenzen 42

Körper & Geist im Lot

Yoga macht stark und schön 5
Die alten Yogis wussten, was gut tut 6
Tipps für die Praxis 8
Mehr Energie durch innere Balance
und tiefe Atmung 10

Gesucht – gefunden / Buchtipps & Adressen / Übungsregister . . . 46

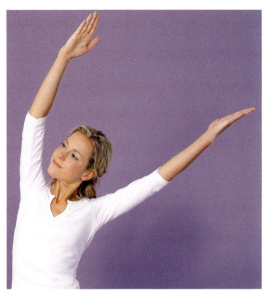

Körper & Geist im Lot 4

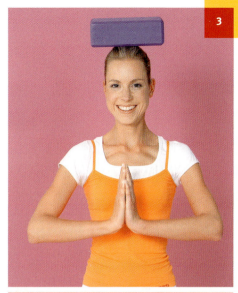

Power-Warm-up 12

Asana-Flows 22

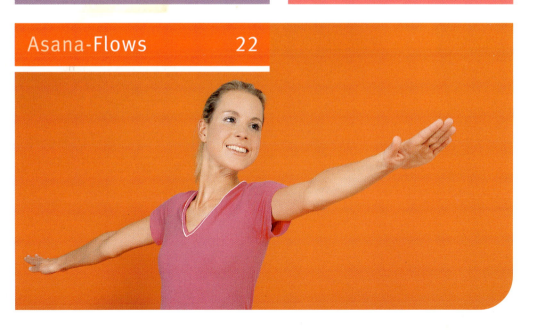

Körper & Geist im Lot

Fühlen Sie sich manchmal erschöpft, kraftlos und müde? Wollten Sie schon immer einen langen Atem haben? Möchten Sie Kraft- und Ausdauertraining miteinander verbinden? Üben Sie nicht gern mit Geräten? Dann sind Yoga-Flows genau das Richtige für Sie.

YOGA MACHT STARK UND SCHÖN

Yoga ist nicht einfach eine spezielle Gymnastik, sondern eine hochentwickelte Methode, Körper, Geist und Seele fit zu machen. Hatha-Yoga ist eine Richtung innerhalb des Yoga, die sich sehr am Körper orientiert. Und die Yoga-Flows (engl.: flow = fließen, strömen) stellen eine moderne und besonders dynamische Version dieser Körperarbeit dar.

Uralt und hochaktuell

Hatha-Yoga entstand vor mehr als tausend Jahren. Die alten Yogis gingen einen spirituellen Weg, erkannten aber, dass der Körper dabei eine entscheidende Rolle spielt: Wer sich von überflüssigem Ballast (Schlacken, Gewicht) befreit, Körper und Geist unter Kontrolle hat und gleichzeitig entspannen kann, wird auch erfolgreicher meditieren können.
Die Übungen und Haltungen des Hatha-Yoga wurden im Laufe der Jahrhunderte immer wieder verbessert und halten auch neuesten sportmedizinischen Erkenntnissen stand.

Ein Körper wie ein Diamant

Die alten Yogis waren vor allem Praktiker, die den Erfolg ihrer Bemühungen sehen wollten. Ihr Ziel war es, gesünder, kraftvoller und ausdauernder zu werden, Lebendigkeit und Freude erfahrbar zu machen und die eigene Lebensenergie zum Fließen zu bringen. Sie suchten deshalb hochwirksame Übungen, die Kreislauf, Atmung und Verdauung anregen sollten – und fanden sie. Dabei bedienten sie sich auch der traditionellen indischen Heilkunst (Ayurveda), um Muskeln und Organe von inneren Blockaden zu befreien. Sie entdeckten sogar Methoden, das Altern zu verzögern und länger zu leben. Ihr Motto lautete: Unser Körper soll wie ein Diamant werden – stark, strahlend und schön!

HATHA-YOGA IST ENERGIE-YOGA

Die Yogis glauben, dass Körper, Geist und Seele voller **Lebensenergie (prana)** sind. Knochen, Muskeln und Organe sind dichte Formen der Energie, Atem, Gedanken und Gefühle sehr feine. **Wenn wir frisch und entspannt sind,** vibrieren wir vor Lebensenergie, sind energiegeladen, dynamisch, fröhlich und aktiv. Und das spüren auch die Menschen um uns herum – an unserer **Stimmung und Ausstrahlung.**
Die Übungen des Hatha-Yoga erzeugen Hitze, regen Atmung und Verdauung an und helfen so, die **Lebensenergie in Fluss zu bringen.** Das Ergebnis: Wir fühlen uns richtig wohl.

DIE ALTEN YOGIS WUSSTEN, WAS GUT TUT

Yoga wurde vor mindestens zwei- bis dreitausend Jahren in Indien entwickelt – ursprünglich als eine Meditationsform, um den unruhigen Geist zu klären und zur Stille zu führen.

Körper und Geist als Spiegel

Die alten Yogis waren wie die Mediziner und Psychologen der Moderne zu der Erkenntnis gelangt, dass die meisten Störungen unseres Wohlbefindens ebenso wie viele Krankheiten psychosomatischen Ursprungs sind: Haben wir Angst, verspannt sich unser Körper. Plagen uns Zweifel, ist er kraftlos und wir fühlen uns wie gelähmt. Manches, was uns widerfährt, lässt sich nicht so einfach »verdauen« – und liegt uns daher schwer im Magen. Doch die Meister des Yoga sahen nicht nur, dass wir im Geist die Grundlagen für all das finden, was unser Wohlbefinden stört. Sie entdeckten auch, dass wirkliche Zufriedenheit, innere Kraft und Freude im Kopf beginnen. Gleichzeitig beobachteten sie, dass bestimmte Körper- und Atemübungen sich positiv auf die körperliche Verfassung und unsere Stimmung auswirken. Sicher haben Sie selbst schon erlebt, wie gut Bewegung tut, wenn Sie schlecht gelaunt sind. Die Wissenschaft bestärkt uns darin: Wir wissen heute, dass der Körper bei fließenden, kraftvollen oder ausdauernden Bewegungen so genannte Glückshormone bildet.

Ein tantrischer Weg

Im ursprünglichen Yoga spielte der Körper kaum eine Rolle. Man versuchte eher, ihn zu ignorieren, um nicht von der Innenschau abgelenkt zu werden. Die vielen Haltungen und Bewegungsabläufe des Hatha-Yoga entstanden erst unter dem Einfluss einer wichtigen indischen Geistesströmung: Tantra. Der Hatha-Yoga, also die Yoga-Form, die im Westen am öftesten geübt wird, ist ein tantrischer Übungsweg. Schauen wir uns an, was das bedeutet.

> Unser Körper ist ein Spiegel unseres Geistes. Ist dieser klar und frei, fühlen wir uns gut.

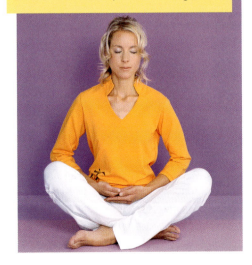

Der Körper als Ort der Wahrheit und Glückseligkeit

Im Tantrismus steht der Körper im Mittelpunkt und genießt höchste Wertschätzung. Nur durch ihn und unsere Sinne können wir etwas erfahren. Erst wenn wir spüren, wie die Lebensenergie in uns pulsiert, empfinden wir auch intensive Freude. Und genau in diesem Moment sind wir uns selbst am nächsten. Weil der Körper als Ort der Wahrheit, Selbsterfahrung und Glückseligkeit gilt, wird er auch entsprechend behandelt. Durch ein Training, das Geschmeidigkeit, Kraft und innere Ruhe fördert, soll sichtbar werden, welches Wunderwerk er ist.

Bodyshaping nach Yoga-Art

Harmonisch soll der Körper werden: nicht zu dick und nicht zu dünn, kraftvoll, aber ohne allzu muskulös zu wirken. Die Yogis beschrieben in den alten Texten sehr genau, wie sie sich einen schönen Körper vorstellten: mit strahlender Haut, ohne sichtbare Zeichen des Alterns, mit leuchtenden Augen, einer schlanken Taille und geschmeidigen Gliedmaßen. Sie erdachten Reinigungsübungen für Magen und Darm, die unseren Organismus entlasten, wenn wir uns schwer und müde fühlen oder zu viel Gewicht mit uns herumschleppen. Sie entwickelten viele Übungen, die die Verdauung und den Stoffwechsel anregen, damit wir innerlich in Schwung bleiben. Und sie fanden Übungen, die nicht nur den Rücken stärken können, sondern auch helfen, schlanke, kräftige Muskeln zu entwickeln, die dem Körper Halt und Haltung geben.

FITNESS UND DER MODERNE YOGA

Immer mehr Fitnessstudios beschäftigen heute Yogalehrer und -lehrerinnen, und ihre gesundheitsbewussten Kunden wählen Yoga ganz gezielt als **Ausgleich und Ergänzung** zum Training an Geräten, zum Laufen, Spinning oder Kursen mit schneller Gymnastik zu heißen Rhythmen. Da passt es gut, dass sich bereits in Indien **Varianten innerhalb des Yoga** herausgebildet haben, die sehr sportlich sind und Beweglichkeit, Kraft, Kondition und Ausdauer der Übenden stärken wollen (wie der Ashtanga-Yoga nach Sri Pattabhi Jois aus Mysore). Im Westen kamen diese Richtungen besonders bei den Menschen gut an, die viel (am Computer) sitzen müssen und nach einem Workout suchen, der **Atem und Geist bewusst ins Üben** mit einbezieht.
In der Nachfolge bildeten sich im Westen verschiedene Schulen, deren Leiter schöne, fließende Abfolgen von Yoga-Haltungen entwickelten. **Diese so genannten Flows verbinden** intensive Körperarbeit, tiefes Atmen und eine Beruhigung des Geistes miteinander. Zu den bedeutendsten gehören Kali Rays TriYoga-Flows®, die Flows von Shiva Rea und Rodney Yee, die Jivanmukti-Methode und viele Übungen des Kundalini Yoga in der Tradition nach Yogi Bhajan, so wie sie in den 3HO-Instituten angeboten wird. Da ich mit all diesen Lehrern gearbeitet habe, fließt vieles davon in die Übungsauswahl dieses Buches mit ein.

TIPPS FÜR DIE PRAXIS

Am besten fangen Sie gleich an zu üben, um die Wirkung am eigenen Leib zu erfahren. Eigentlich brauchen Sie dazu nicht viel mehr als eine etwa vier Quadratmeter große freie Stelle in Ihrer Wohnung – im Sommer auch auf dem Balkon oder im Garten. Wählen Sie einen Ort, der warm ist und an dem es nicht zieht (da Sie sicher schwitzen werden).

Das brauchen Sie

Die folgenden Hilfsmittel erleichtern Ihnen das Üben:
› Eine rutschfeste Gummimatte für die Standhaltungen und Bewegungsabläufe.
› Eine zusammengefaltete Decke, um zum Beispiel Knie oder Fußgelenke abzupolstern.
› Zwei Yoga-Blöcke – am besten aus Schaumstoff und möglichst breit.
› Wenn Sie sehr empfindliche oder schwache Handgelenke haben, besorgen Sie sich außerdem im Sportgeschäft Liegestützhilfen.

Was muss ich beachten?

Darüber hinaus gibt es ein paar Grundregeln, die Ihnen dabei helfen, Ihre Yoga-Einheit unbeschwert zu genießen.
› Üben Sie barfuß und am besten in einem anliegenden Trikot. Wenn Sie gerade erst mit Yoga angefangen haben, ist es außerdem ratsam, vor einem großen Spiegel zu üben, in dem Sie Ihre Haltung gut kontrollieren können.
› Üben Sie immer auf möglichst nüchternen Magen. Die letzte Mahlzeit sollte mindestens zwei Stunden zurückliegen, ein kleiner Imbiss mindestens eine halbe Stunde.
› Finden Sie nach Möglichkeit einen festen Zeitpunkt zum Üben. Dieser hängt auch davon ab, welcher Typ Sie sind: Zählen Sie eher zu den Morgenmuffeln, profitieren Sie am meisten von Yoga, wenn Sie gleich nach dem Aufstehen üben. Das wird Sie zwar anfangs viel Überwindung kosten. Aber Sie werden bald merken, dass Ihr Wohlbefinden deutlich steigt, wenn Sie es schaffen. Sie starten dann voller Zufriedenheit und Tatkraft in den Tag. Gerade wenn Ihr Blutdruck eher niedrig ist, werden Sie feststellen, dass Bewegung besser ist als jede Tasse Kaffee.
Wenn Sie oft sehr erschöpft von der Arbeit nach Hause kommen, können Sie sich mit den Power-Übungen dagegen noch einmal einen richtigen Kick geben und erfrischt in den Abend starten. Die intensive Körperarbeit ist auch sehr wirkungsvoll, wenn Ihnen viel durch den Kopf geht und Sie nicht wissen, wie Sie den »Film« da oben abstellen sollen.
› Sie können 30 Minuten am Stück üben oder – wenn eine solche Spanne in Ihrem Tagesplan unrealistisch ist – auch morgens und abends jeweils 15 Minuten einplanen.

Wie oft soll ich üben?

Üben Sie höchstens viermal, aber wenigstens zweimal in der Woche 30 Minuten. Wechseln Sie dabei die Übungsprogramme untereinander ab, damit Sie im Verlauf einer Woche den ganzen Körper durcharbeiten.

Wann ist Vorsicht geboten?

Obwohl der Yoga vieles zu heilen vermag, ist das Üben nicht jederzeit angebracht. Lassen Sie Beschwerden immer vom Arzt abklären und üben Sie gar nicht ...
› bei anhaltenden Rückenschmerzen (Hexenschuss, Bandscheibenbeschwerden durch Abnutzung). Hier ist nur sanftes Üben erlaubt.
› bei heftigen Nackenschmerzen (vor allem im Zusammenhang mit einem Unfall),
› bei Entzündungen aller Art (sie können durch das Üben schlimmer werden),
› bei stark erhöhtem Blutdruck (denn die Power-Übungen treiben ihn eher noch höher),
› in fortgeschrittener Schwangerschaft,
› kurz nach Operationen (damit sich die Narben nicht verziehen).

Lassen Sie es langsam angehen, wenn Sie ...
› eine längere Pause gemacht haben,
› richtig krank waren (vor allem wenn Sie Antibiotika nehmen mussten),
› sehr erschöpft sind (zu viel gearbeitet, zu wenig Schlaf, Jetlag),
› während der Periode heftig bluten (das intensive Üben kann die Blutung verstärken).

SO TRAINIEREN SIE RICHTIG

› Achten Sie darauf, dass Sie Ihre Muskeln während des Übens immer wieder entspannen, damit **An- und Entspannung** im Gleichgewicht sind. Während der Anspannungsphase wird das Blut aus den Muskeln und Organen gepresst. In der Entspannung öffnen sich die Gefäße wieder, so dass frisches Blut in das Gewebe strömen kann. Wenn Sie zu sehr auf Kraft trainieren und Ihre Muskeln zu fest werden, nimmt die Durchblutung wieder ab und der Stoffwechsel lässt nach.
› Alle Muskeln können sich am besten verlängern und Kraft aufbauen, wenn Sie sie den **Dehnungs- und Kräftigungsreizen in Maßen** aussetzen. Gehen Sie nie bis ans Limit, aber verlassen Sie bewusst und achtsam Ihre »Komfortzonen«. Beweglichkeit und Kraft lassen sich nur langsam und stetig aufbauen. Dafür wird Ihnen das, was Sie sich erarbeitet haben, lange erhalten bleiben. Reines Krafttraining bis zum Anschlag braucht dagegen ständig Trainingsreize, damit die Muskeln nicht wieder erschlaffen.
› Wenn Sie im Yoga Muskulatur aufbauen, bekommen Sie lange, schlanke und funktionsfähige Muskeln. **Ziel ist ein harmonischer Körper,** denn nur der ist wirklich schön. Deshalb ist es wichtig, gemäß den persönlichen Bedürfnissen manche Muskeln zu kräftigen und andere, verkürzte und verspannte zu dehnen und zu entspannen.
› Halten Sie sich weitgehend an die Übungsprogramme ab Seite 13. Sie sind erprobt, wirkungsvoll und **ungefährlich für Rücken und Gelenke.**

MEHR ENERGIE DURCH INNERE BALANCE UND TIEFE ATMUNG

Yoga ist nicht nur Körperarbeit, sondern auch ein ganzheitlicher Lebensweg und ein moderner Lifestyle, der sich mit vielem von dem deckt, was heute als Grundlage einer bewussten Lebensführung gilt. Dazu gehört es, den Rhythmus von Aktivität und Ruhe, eine bewusste Atmung und eine gesunde, dem Körper angemessene Ernährung zu beachten.

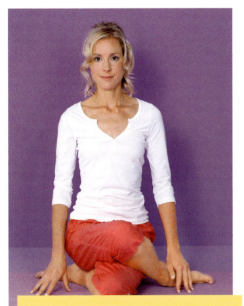

Yoga hilft Ihnen dabei, Ihre innere Balance zu finden und bewusster zu atmen.

Finden Sie Ihr Gleichgewicht

Unser vegetatives Nervensystem ist so konstruiert, dass es automatisch für einen Ausgleich zwischen An- und Entspannung sorgt: Je mehr Stress Sie zulassen, desto abgespannter sind Sie, wenn die Anspannung nachlässt. Versuchen Sie deshalb, bei Aktivitäten möglichst entspannt und ruhig zu bleiben und in den Ruhephasen nicht völlig wegzusacken. Dadurch können Sie auch vermeiden, dass Ihre »Batterien« langsam, aber sicher ausbrennen.

Aus dem Atem Kraft schöpfen

Wir können mit einem vollen Atemzug bis zu 2,5 Liter Luft aufnehmen. Normalerweise jedoch, wenn wir Stunden am Schreibtisch sitzen, unsere Haltung schlecht ist oder wir uns wenig bewegen, begnügen wir uns mit einem halben Liter Luft. Kein Wunder also, wenn wir uns erschöpft und unkonzentriert fühlen: Uns fehlt einfach Sauerstoff. Und was noch schlimmer ist: Atmen wir nicht genügend aus, verschlackt nach und nach der ganze Organismus, wir übersäuern und werden anfällig für alle möglichen Krankheiten.

Im Yoga ist der Atem äußerst wichtig. Jede Haltung, jede Bewegung und Übung soll ihn tiefer, intensiver und regelmäßiger machen, damit der Geist leichter entspannen kann.

Die Übungs-Atmung

› Atmen Sie im Yoga immer durch die Nase ein. Nur so wird die Luft ausreichend gereinigt, befeuchtet und erwärmt. Wenn Sie das Üben anstrengt und Sie deshalb auch das Einatmen durch die Nase anstrengend finden, nutzen Sie diesen Widerstand. Tiefes Atmen durch die Nase stärkt das Zwerchfell, unseren Hauptatemmuskel. Wenn Ihnen die Luft ausgeht, halten Sie inne und verschnaufen Sie.
› Erzwingen Sie nichts, sonst verspannt sich der Atem. Lassen Sie ihn immer fließen, auch wenn er mal schnaufend fließt. Die Luft wird Sie nähren und Ihnen neue Energie geben.
› Lernen Sie in den Kundalini-Übungen (Seite 13 ff.) kraftvoll auszuatmen. Durch die Nase ein- und durch den Mund auszuatmen ist eine äußerst wirkungsvolle Form des Reinigungsatems, der von Kohlendioxid befreit.

Essen mit Bedacht

Die Yoga-Meister empfehlen keine bestimmte Diät, aber sie sagen deutlich, was wir meiden sollten, damit unsere Energie frei fließen kann:
› Alle Reiz- und Aufputschmittel (ein bis zwei Tassen Kaffee oder Tee am Tag sind okay),
› alles, was schwer macht (zu üppig, zu fett),
› alles, was zu stark bearbeitet ist (Konserven, Fertiggerichte, Light-Produkte),
› alles, was schwer im Magen liegt und bläht.
Ansonsten ermutigen uns die Yogatexte, selbst herauszufinden, welche Nahrung uns wirklich gut tut. Das kann bei jedem etwas anderes sein. Das Essen sollte jedoch stets leicht verdaulich sein, schmecken und Wohlbefinden schenken.

Mit Buch und CD üben

Tatsache ist, dass ein Buch nie den Lehrer ersetzen kann. Sie tun sich also selbst den größten Gefallen, wenn Sie in einer Gruppe üben. Ein Buch und eine CD sind als Anleitung für den Workout zu Hause ideal, wenn Sie nicht regelmäßig eine Gruppe besuchen können.
› Lesen Sie vor dem Üben aufmerksam die Einleitung (insbesondere »Wann ist Vorsicht geboten?«, Seite 9) und die Übungsanleitungen.
› Üben Sie anfangs vor einem Spiegel, um Ihre Haltung zu überprüfen. Sind Sie unsicher, bitten Sie den Partner oder eine Freundin um Korrektur oder buchen Sie eine Einzelstunde.
› Halten Sie sich nach Möglichkeit an die erprobten Übungsprogramme aus diesem Buch.

FÜR JEDEN DAS RICHTIGE

› **Wenn Sie eher nervös sind** und ständig den Drang verspüren sich zu bewegen, ist es besser, im Verlauf der Flows auch mal in den **Yoga-Haltungen zu verweilen.**
› Wenn Sie eher **schwer in die Gänge kommen,** sollten Sie sehr dynamisch üben und immer die **Übungen des Kundalini-Yoga** in Ihr Programm miteinbeziehen (siehe Seite 13 ff.).
› Üben Sie nicht nur das, was Ihnen leicht fällt. Gerade **Übungen, die auf Widerstand stoßen,** geben oft das, was fehlt – etwa Stabilität und Ausdauer bei Unruhe und Rastlosigkeit.

Power-Warm-up

Die kraftvollen, dynamischen und rhythmischen Bewegungsabläufe des Kundalini-Yoga erhitzen den Körper. Dadurch schmelzen Blockaden in den Gelenken und Muskeln – die Lebensenergie kann wieder ungehindert fließen.

KOMMEN SIE IN SCHWUNG

Als Tanz des Atems schenkt Kundalini-Yoga Lebendigkeit, Freude und Kraft. Die Übungen auf den folgenden Seiten erwärmen die Muskeln und sind so eine perfekte Vorbereitung auf die Asana-Flows.

Um die innere Achse schwingen
CD – Track 1

→ Kommen Sie in einen aufrechten und stabilen Sitz Ihrer Wahl. Lassen Sie sich nieder und verwurzeln Sie sich über die Beine und das Becken ganz tief in der Erde.

→ Werden Sie sich Ihrer vertikalen Achse bewusst. Sie beginnt in der Mitte des Beckenbodens und steigt durch die Mitte des Becken-, Bauch- und Brustraums, den Hals und den Kopf bis zum Scheitelpunkt hinauf. Richten Sie sich an dieser lotrechten Achse aus und auf. Sie wird gleich Ihre Drehachse werden.

→ Heben Sie die Arme in die Kerzenleuchterhaltung: die Oberarme in Schulterhöhe, die Unterarme senkrecht. Entspannen Sie Ihre Schultern in die Breite und Tiefe.

→ Entspannen Sie die Gesichtsmuskulatur und die Muskeln des Mundraums.

❶ Beginnen Sie langsam, Ihren Oberkörper um die Achse schwingen zu lassen. Finden Sie nach und nach zu einem Rhythmus, der Sie »trägt«. Lassen Sie den Atem einfach fließen.

→ Fahren Sie fort, den Brustkorb um Ihre vertikale Achse zu drehen. Das Becken bleibt dabei als Ruhepol ganz unbewegt.

→ Achten Sie darauf, dass Ihre Ellbogen in Schulterhöhe bleiben, damit die Rippen sich gut gegeneinander bewegen können.

Beginnen Sie mit einer Minute und steigern Sie die Übungsdauer auf drei bis fünf Minuten. Spüren Sie anschließend nach und machen Sie sich bewusst, wie sich diese Übung auf Ihren Körper, Ihren Atem und Ihren Geist auswirkt.

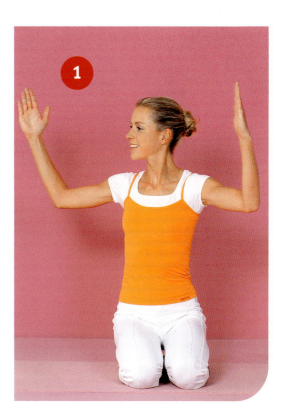

Armschwung und Reinigungsatmung

→ Stellen Sie sich so hin, dass Sie ausreichend Platz um sich herum haben. Die Füße stehen gut beckenbreit und parallel zueinander.
❶ Heben Sie beide Arme nach rechts oben. Der Blick geht zu den Händen. Tief einatmen.
→ Lassen Sie Ihre Arme schwungvoll zur anderen Seite »fliegen«. Schauen Sie den Händen hinterher. Atmen Sie dabei mit einem deutlich hörbaren »Ha!« durch den Mund aus.
→ Schwingen Sie die Arme nach rechts zurück und atmen Sie durch die Nase tief ein.
Fahren Sie ein bis zwei Minuten so fort. Lassen Sie die Bewegung dabei immer schwungvoller und energischer werden. Spüren Sie dann kurz nach: Fühlen Sie sich erleichtert und beschwingt?

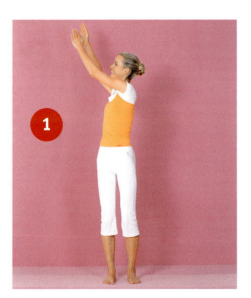

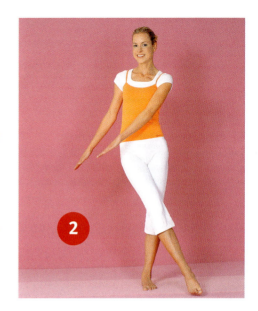

Arme und Beine über Kreuz schwingen lassen CD – Track 2

→ Stellen Sie sich erneut so auf, dass Sie genug Platz um sich herum haben. Die Füße stehen gut beckenbreit und parallel zueinander fest auf dem Boden.
→ Stellen Sie nun Ihren rechten Fuß etwa 30 Zentimeter weiter nach hinten und führen Sie beide Arme gestreckt nach links. Atmen Sie durch die Nase tief ein.
❷ Schwingen Sie Ihr rechtes Bein kraftvoll nach links und gleichzeitig beide Arme nach rechts, so dass das rechte Bein und die Arme sich überkreuzen. Atmen Sie tief und kraftvoll durch den Mund aus.
→ Kehren Sie beim Einatmen zurück in die Ausgangshaltung: Stellen Sie den rechten Fuß mit der Ferse wieder am Boden auf und schwingen Sie Ihre Arme nach links.

Fahren Sie etwa eine Minute so fort und atmen Sie jedes Mal intensiv aus. Halten Sie anschließend einen Moment inne und spüren Sie nach.

→ Stellen Sie dann Ihren linken Fuß rund 30 Zentimeter nach hinten, führen Sie die Arme nach rechts und wiederholen Sie die Übung mit dem anderen Bein: Schwingen Sie das linke Bein kraftvoll nach rechts und die Arme gleichzeitig nach links.

Üben Sie so eine weitere Minute.

→ Wenn Sie fertig sind, stellen Sie beide Füße wieder hüftbreit und parallel zueinander auf den Boden.

Spüren Sie ein letztes Mal nach und werden Sie sich bewusst, wie sich die Übung auf Ihren Körper, Ihren Atem und Ihren Geist auswirkt.

Die Katze streckt ihr Bein
CD – Track 3

Üben Sie diesen Ablauf erst, nachdem Sie sich mit den vorangegangenen drei Drehungen aufgewärmt haben.

→ Kommen Sie in den Vierfüßlerstand. Achten Sie darauf, dass Sie hinter sich genug Platz haben, um die Beine auszustrecken.

❸ Strecken Sie Ihr rechtes Bein weit nach hinten und oben. Heben Sie den Kopf und atmen Sie ein.

❹ Lassen Sie das rechte Bein schwungvoll nach unten kommen. Beugen Sie es und führen Sie das Knie zur Körpermitte. Senken Sie gleichzeitig den Kopf. Atmen Sie kraftvoll durch den Mund aus.

→ Schwingen Sie das Bein einatmend wieder nach hinten oben und heben Sie den Kopf.

Fahren Sie etwa eine Minute in schnellem Tempo mit der Bewegung fort.

→ Machen Sie einen kurzen »Zwischenstopp« im Vierfüßlerstand und wiederholen Sie die Übung dann noch einmal ebenso lang mit dem linken Bein.

Spüren Sie im Anschluss einen Moment in einem Sitz Ihrer Wahl nach und beobachten Sie, wie sich Ihr Atem langsam wieder beruhigt. Spüren Sie, wie sich die Wärme im unteren Rücken ausbreitet und die Energie strömt.

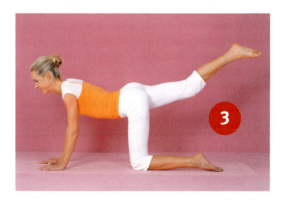

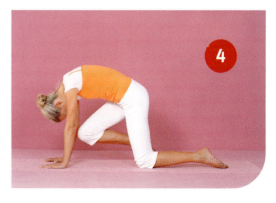

Variation Katze und Hund

Ein Bewegungsablauf für einen geschmeidigen und kraftvollen Körper.

➔ Kommen Sie in den Vierfüßlerstand und stellen Sie die Zehen auf. Spreizen Sie die Finger und schmiegen Sie die Handwurzeln fest an den Boden. Verlagern Sie das Gewicht auf die Hände.

❶ Gehen Sie in die Katzenhaltung. Heben Sie dazu die Knie wenige (maximal fünf) Zentimeter vom Boden und spannen Sie Ihre Schultern in die Breite aus. Atmen Sie ein.

❷ Drücken Sie kräftig mit den Handwurzeln gegen den Boden und schieben Sie sich beim Ausatmen nach hinten und oben in die Haltung des sich dehnenden Hundes. Halten Sie die Arme gestreckt und heben Sie die Fersen vom Boden.

➔ Kommen Sie beim Einatmen wieder in die Katze und beim Ausatmen in den Hund – in fließenden Bewegungen, erst langsam, dann immer schneller.

YOGA IST DER WEG DER HELDIN

Auch wenn es **Ihre feste Absicht** ist, regelmäßig zu üben: Mal fühlen Sie sich nicht so wohl, mal steht ein unaufschiebbarer Termin an oder eine Reise bringt Ihren normalen Zeitplan durcheinander. Die alten Yoga-Meister kannten dieses Problem sehr gut und nannten jeden, der trotzdem weitermacht und es schafft, die inneren Widerstände zu **überwinden, einen Helden.** Wenn Sie also wirklich einmal nicht zum Üben kommen, machen Sie einfach am nächsten Tag weiter. **Bleiben Sie standhaft.**

Fahren Sie etwa eine Minute so fort. Spüren Sie anschließend einen Moment in einem Sitz Ihrer Wahl nach und beobachten Sie, wie sich im ganzen Körper Wärme und Energie ausbreiten.

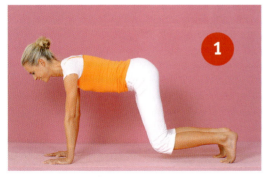
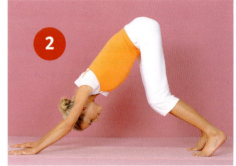

Hund mit erhobenem Bein und Brett CD – Track 4

Bei diesem Bewegungsablauf ist es besonders wichtig, dass Sie den Rumpf und das Bein, das Sie heben und senken, möglichst in einer Linie halten. Legen Sie sich eventuell zwei Yoga-Blöcke bereit.

→ Kommen Sie in den Vierfüßlerstand und stellen Sie Ihre Knie etwas weiter nach hinten als gewöhnlich. Atmen Sie ein.

→ Schieben Sie sich ausatmend nach hinten und oben in die Haltung des Hundes (siehe linke Seite). Achten Sie dabei darauf, dass Ihre Arme gerade wie zwei Stöcke bleiben.

❸ Lösen Sie gleichzeitig den rechten Fuß vom Boden und streben Sie mit dem gestreckten rechten Bein weit nach hinten und oben, ohne dabei die rechte Hüfte auszudrehen.

❹ Verlagern Sie das Gewicht einatmend weit nach vorn, so dass Ihr Becken sich absenkt. Beenden Sie dieses Nach-vorn-Streben erst dann, wenn Sie den rechten Fuß wieder am Boden aufstellen können. Sie sind jetzt in der Haltung des Bretts.

→ Schieben Sie sich ausatmend wieder nach hinten und oben, in die Haltung des Hundes, und heben Sie gleichzeitig das linke Bein in die Verlängerung des Rumpfs, ohne dabei die linke Hüfte auszudrehen.

→ Verlagern Sie das Gewicht einatmend wieder weit nach vorn, bis Sie den linken Fuß am Boden aufstellen können und wieder die Haltung des Bretts eingenommen haben.

→ Fahren Sie im Rhythmus Ihres Atems fort. Wird dieser schneller, beschleunigen Sie auch

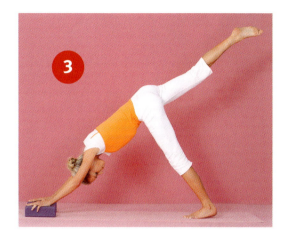

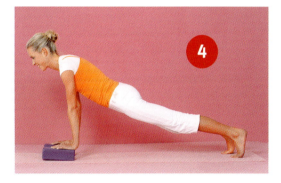

die Bewegung. Achten Sie jedoch darauf, dass Sie die Bewegung ganz korrekt ausführen – vor allem auch dann, wenn Sie schneller üben.

Spüren Sie anschließend einen kurzen Moment in einem Sitz Ihrer Wahl nach. Beobachten Sie, welche Wirkung die Übung im Inneren Ihres Körpers zeigt, und geben Sie dem Atem Zeit, wieder ruhiger zu werden.

Der Power-Sonnengruß
CD – Track 5

Der Sonnengruß trainiert Ausdauer und Beweglichkeit. Er regt intensiv Atmung, Kreislauf und Verdauung an – kurzum: Er ist ein kompaktes Power-Programm. Die hier beschriebene Version ist außerdem ein ausgezeichnetes Workout für Ihre Kondition und baut Muskelkraft in Schultern, Rücken und Beinen auf.

Ein echter Wachmacher

Üben Sie den Sonnengruß am besten morgens vor dem Frühstück – und Sie werden staunen, mit welchem Elan Sie den Tag beginnen.
› Fangen Sie mit drei Sonnengrüßen an, und steigern Sie die Anzahl allmählich bis auf zwölf Abläufe (Übungsdauer 20 Minuten).
› Machen Sie sich zuerst mit den einzelnen Stationen des Bewegungsablaufs vertraut. Nehmen Sie sich dazu alle Zeit, die Sie brauchen, und lassen Sie Ihren Atem ruhig weiter fließen. Wenn Ihnen die Form vertraut ist, verbinden Sie sie mit der Atmung. Nehmen Sie anfangs – wann immer es nötig ist – einen »Zwischenatem«, damit Sie nicht aus der Puste kommen.

Die einzelnen Stationen – Schritt für Schritt im Überblick

Die Fotos zu jedem der folgenden 14 Schritte finden Sie auf Seite 20/21.
❶ Aufrechte Standhaltung, die Füße stehen hüftbreit und parallel. Die Hände liegen in der Grußhaltung aneinander. Die Schultern sind hinten, unten und außen. Heben Sie beim Einatmen den Brustkorb.
❷ Strecken Sie die Arme nach unten und ziehen Sie die Schultern herunter. Atmen Sie tief aus.
❸ Drücken Sie kraftvoll mit den Außenkanten der Fersen gegen den Boden. Heben Sie die Arme beim Einatmen über die Seiten nach oben. Legen Sie die Handflächen wieder aneinander. Schauen Sie nach oben, ohne den Kopf in den Nacken sinken zu lassen.
❹ Führen Sie beim Ausatmen die Arme weit über die Seiten gedehnt nach unten. Beugen Sie sich vor, indem Sie mit dem Gesäß nach hinten streben und biegen Sie die Wirbelsäule Wirbel für Wirbel durch, damit die Rückenmuskeln aktiv bleiben.
❺ Beugen Sie den Rumpf, während Sie weiter ausatmen. Lassen Sie den Kopf sinken und dehnen Sie die Rückseiten Ihrer Beine, indem Sie Ihr Becken weit nach oben schieben. Entspannen Sie die Arme.
❻ Stellen Sie die Fingerkuppen etwa 20 Zentimeter vor den Füßen am Boden auf. Biegen Sie beim Einatmen die Wirbelsäule durch und heben Sie das Brustbein nach vorn und oben. Der Nacken bleibt lang und der Blick geht nach vorn unten. Lassen Sie dann den Rumpf wieder sinken. Legen Sie die Handflächen am Boden auf – auch wenn Sie die Beine beugen müssen. Verlagern Sie das Gewicht auf die Hände.
❼ Springen (oder gehen) Sie beim Ausatmen weit nach oben und hinten in die Brett-Haltung. Beugen Sie beim Springen die Arme an, um den Aufprall abzufedern, der auf der Wirbelsäule lastet, und landen Sie möglichst weich. Atmen Sie ein.

❽ Senken Sie beim Ausatmen den ganzen Körper zum Boden, indem Sie die Arme langsam (!) anbeugen. Sie sind dabei von Kopf bis Fuß steif wie ein Brett. Legen Sie zuerst das Brustbein und dann das Becken auf. Strecken Sie in der Bauchlage die Zehen nach hinten. Halten Sie die Beine dicht beieinander – ganz gerade wie zwei Stöcke.

❾ Schieben Sie beide Beine aus dem Becken heraus weit nach hinten. Drücken Sie sich einatmend kraftvoll vom Boden weg. Heben Sie den Körper bis zu den Fußrücken. Schieben Sie den Brustkorb zwischen den Armen weit nach vorn und oben. Schauen Sie schräg nach oben, ohne den Kopf in den Nacken zu legen.

❿ Springen Sie mit den Füßen etwas hoch und setzen Sie die Zehen wieder auf. Schieben Sie sich ausatmend nach hinten und oben in den Hund. Halten Sie die Arme gerade wie zwei Stöcke. Strecken Sie das Gesäß weit nach oben und hinten. Heben Sie die Fersen. Verweilen Sie drei Atemzüge in dieser steilen Dreieckshaltung. Dann senken Sie die Fersen mit den Außenkanten ab (Großzehenballen bleiben am Boden). Schieben Sie sich erneut nach oben und hinten. Verweilen Sie weitere drei Atemzüge und entspannen Sie in die Dehnung an der Beinrückseite.

⓫ Beugen Sie die Beine an. Schieben Sie sich weit nach hinten und verlagern Sie das Gewicht auf die Füße. Nehmen Sie Schwung für den Sprung. Springen Sie beim Einatmen mit Leichtigkeit mit den Füßen weit nach vorn – idealerweise bis zwischen die Hände. Wenn Sie nicht so weit kommen, machen Sie einen Schritt nach vorn.

⓬ Beugen Sie beim Ausatmen den Rumpf. Ziehen Sie die Stirn zu den Knien. Streben Sie mit dem Becken nach oben und dehnen Sie die Rückseite der Beine.

⓭ Strecken Sie die Wirbelsäule und richten Sie sich einatmend wieder auf. Drücken Sie mit den Außenkanten der Fersen kraftvoll gegen den Boden. Heben Sie die Arme beim Einatmen über die Seiten bis über den Kopf. Legen Sie die Handflächen aneinander und schauen Sie nach oben, ohne den Kopf in den Nacken zu legen.

⓮ Führen Sie ausatmend die Hände vor der Brust zusammen und kehren Sie in die Ausgangsstellung zurück.

Nehmen Sie eventuell einen Zwischenatem, bevor Sie mit dem nächsten Sonnengruß beginnen.

Mit Schwung in den Tag: Der Sonnengruß belebt und stärkt den gesamten Körper.

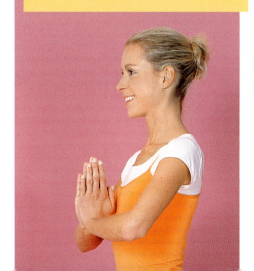

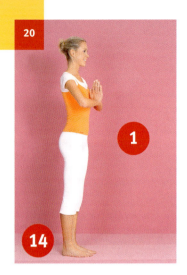
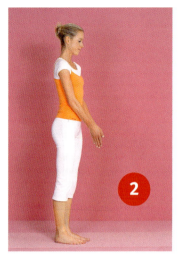
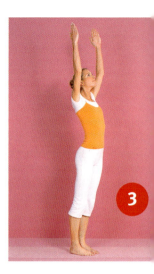
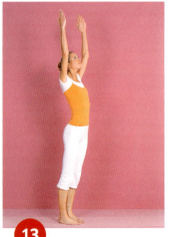

Schöpfen Sie neue Energie – mit dem Sonnengruß

Der Sonnengruß zählt vermutlich zu den bekanntesten Yogaübungen. Daher verwundert es nicht, dass viele meinen, er hätte eine jahrhundertelange Tradition. Tatsächlich wurde der Sonnengruß von Raja von Aundh jedoch erst im letzten Jahrhundert konzipiert. Dem Raja ging es dabei vorrangig um Gesundheit und Fitness. Da der Bewegungsablauf schon bald die gewünschte Wirkung zeigte, dauerte es nicht lange, bis alle großen indischen Yoga-Schulen ihn ebenfalls in ihr Programm übernommen hatten. Im Laufe der Jahre veränderte wohl jede Schule das ein oder andere Element, weshalb wir heute sehr viele unterschiedliche Abwandlungen des Sonnengrußes kennen.

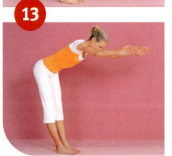
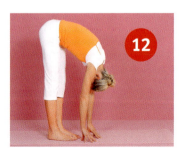
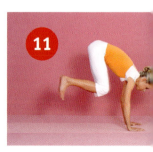

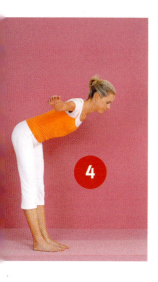
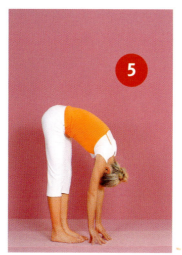
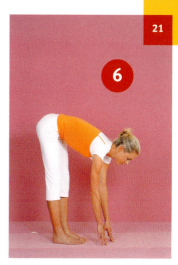

Die hier gezeigte Variante wirkt durch die Sprünge, mit der Sie von einer Haltung in die andere wechseln, außerordentlich belebend und erwärmend. Sie ist daher als »Solo-Programm« ebenso gut geeignet wie zur Vorbereitung auf die komplexen Asanas in den Yoga-Flows (siehe Seite 23 ff.).
Sie wollen sich endlich selbst überzeugen? Lesen Sie noch einmal die ausführlichen Angaben zu den einzelnen Stationen auf den beiden vorangegangenen Seiten durch, bevor Sie den Bewegungsablauf üben.

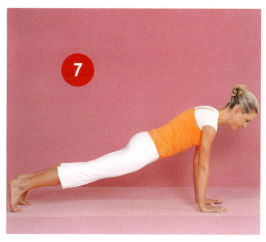
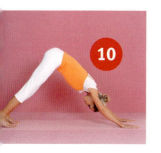
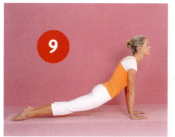
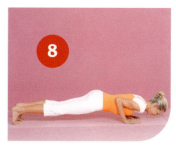

Asana-Flows

Das Leben stellt immer wieder Anforderungen an uns, denen wir nicht gewachsen zu sein scheinen. Je öfter Sie Asana-Flows üben, desto größer wird jedoch die Leichtigkeit, mit der Sie der Welt begegnen. Denn indem Sie die einzelnen Haltungen während eines Flows über mehrere Atemzüge stabil und angenehm halten, lernen Sie, wie Sie sich auch in der Anstrengung entspannen können.

LEBENSENERGIE IM FLUSS

Flows verbinden mehrere Asanas miteinander, wodurch ein fließendes und doch kraftvolles Üben möglich ist. Sie können dabei fühlen, wie Hitze entsteht und Energie freigesetzt wird.

Catbow-Flow

Dieser Flow mit Catbows (»Katzenknicksen«) stammt aus der Tradition von Kali Ray. Er ist gut geeignet, die Arm- und Schultermuskeln für die Stützhaltungen der nachfolgenden Flows zu kräftigen (siehe auch Seite 42).

→ Kommen Sie in den Fersensitz, legen Sie die Hände vor der Brust aneinander und drücken Sie die Handwurzeln zusammen. Ausatmen.

→ Heben Sie das Gesäß und führen Sie Ihre Hände mit kleinen kreisenden Bewegungen nach vorn und unten, bis Sie im Vierfüßlerstand sind. Atmen Sie ein.

❶ Drehen Sie die Fingerspitzen nach innen. Verlagern Sie das Gewicht etwas mehr auf die Hände und senken Sie beim Ausatmen Ihren Oberkörper ab, als wollten Sie Ihr Brustbein zu den Mittelfingerkuppen führen.

→ Drücken Sie sich beim Einatmen wieder hoch in den Vierfüßlerstand.

→ Drehen Sie die Hände, so dass die Fingerspitzen nach vorn weisen, und lassen Sie beim Ausatmen das Gesäß zu den Fersen sinken.

→ Richten Sie sich einatmend auf und legen Sie die Hände vor der Brust aneinander. Beim Ausatmen senken Sie die Handgelenke und drücken die Handwurzeln aneinander.

→ Heben Sie das Gesäß und gehen Sie wieder in den Vierfüßlerstand. Atmen Sie ein.

❷ Verlagern Sie das Gewicht etwas mehr auf die Hände und senken Sie ausatmend Ihren Oberkörper. Ziehen Sie dabei die Ellenbogen dicht an den Oberkörper heran und halten Sie die Unterarme senkrecht. **Achtung:** Das kann und soll ziemlich anstrengend sein!

→ Drücken Sie sich einatmend wieder in den Vierfüßlerstand.

→ Lassen Sie beim Ausatmen das Gesäß zu den Fersen sinken.

→ Richten Sie sich einatmend auf und legen Sie die Hände vor der Brust aneinander.

Fahren Sie so fort. Mal zeigen die Fingerspitzen dabei nach innen, mal nach vorn – je sechsmal.

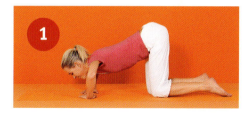

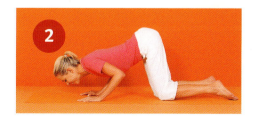

Abwärts und aufwärts blickender Hund

Die Stützhaltungen des Hundes verbessern schnell die Kraft in den Armen, den Schultern und im oberen Rücken. Den vollständigen Flow sehen Sie auf Seite 42.

→ Kommen Sie in den Fersensitz und legen Sie den Bauch auf die Oberschenkel. Schieben Sie die Arme weit nach vorn. Halten Sie die Hände schulterbreit und spreizen Sie die Finger ganz weit. Runden Sie den Rücken, als würden Sie einen Katzenbuckel machen.

→ Schieben Sie sich beim Ausatmen mit möglichst rundem Rücken nach vorn und oben in den Vierfüßlerstand.

→ Biegen Sie beim Einatmen Ihren Rücken vom Becken bis zum Hinterkopf Wirbel um Wirbel durch und stellen Sie die Zehen auf.

❶ Drücken Sie sich ausatmend nach hinten und oben in den abwärts blickenden Hund. Lassen Sie im Bereich der Achselhöhlen richtig viel Raum entstehen und senken Sie die Fersen zum Boden.

❷ Ziehen Sie die Muskeln des Beckenbodens bewusst nach innen und oben. Beim nächsten Einatmen verlagern Sie dann das Gewicht nach vorn und unten, bis sich das Becken dicht über dem Boden befindet. Streben Sie mit dem Brustkorb weit nach oben. Gleichzeitig heben Sie das Gesicht. Nun sind Sie in der Haltung des aufwärts blickenden Hundes.

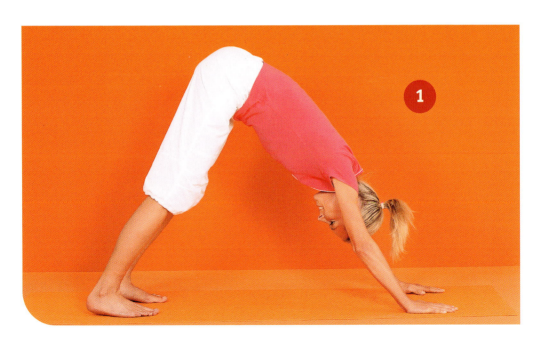

→ Wenn Sie ausatmen, bewegen Sie sich mit dem Becken langsam wieder nach hinten. Die Beckenbodenmuskulatur ist dabei noch immer angezogen. Gehen Sie zurück in den abwärts blickenden Hund.

→ Beim Einatmen bringen Sie behutsam die Knie zum Boden. Biegen Sie den Rücken Wirbel um Wirbel durch und legen Sie die Fußrücken am Boden auf.

→ Ziehen Sie sich in der Atemfülle mit dem Gesäß zurück zu den Fersen. Lassen Sie den Rücken dabei durchgebogen.

→ Runden Sie ausatmend den Rücken und kehren Sie zurück in die Ausgangsstellung.

Wiederholen Sie diesen Ablauf mindestens sechsmal im Rhythmus Ihres Atems.

DEN HIMMEL QUIRLEN

Fügen Sie die folgende Übung nach jedem Flow ein, in dem die **Arme viel Stützarbeit** leisten. Machen Sie sie aber auch dann, wenn Sie länger am Computer sitzen. So geht's: Kommen Sie in einen aufrechten Sitz. Heben Sie die Arme und ballen Sie die Hände zu leichten Fäusten. Lassen Sie die Hände in den **Handgelenken kreisen,** als wollten Sie mit den Fäusten »den Himmel quirlen«. Von Zeit zu Zeit **wechseln Sie dabei die Richtung.**

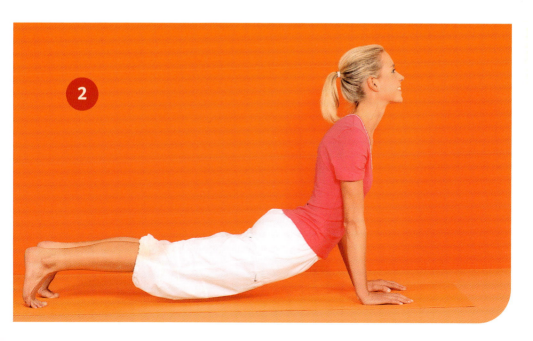

Flow Hund – Held

Ein kraftvoller Ablauf, der gleichermaßen die Arm- und die Beinkraft stärkt. Den gesamten Flow sehen sie auf Seite 43.
Tipp: Legen Sie zwei Yoga-Blöcke bereit.

→ Kommen Sie in den Fersensitz und legen Sie die Handflächen wie bei der Grußgeste vor der Brust aneinander. Atmen Sie aus.
→ Heben Sie das Gesäß und führen Sie Ihre Hände nach vorn und unten, bis Sie im Vierfüßlerstand sind. Machen Sie dabei mit den

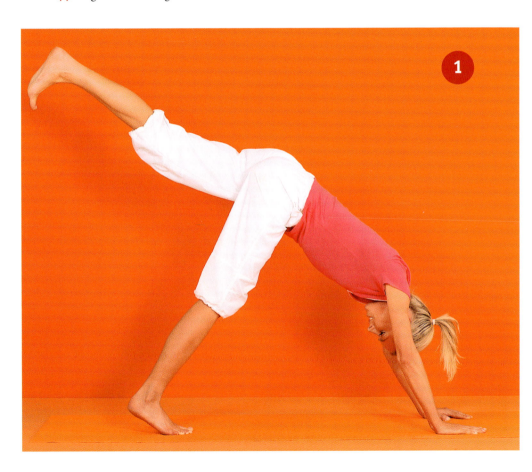

Händen in den Handgelenken kleine kreisende Bewegungen. Biegen Sie Ihre Wirbelsäule vom Becken bis zum Hinterkopf Wirbel um Wirbel durch, stellen Sie die Zehen am Boden auf und atmen Sie ein.

Ab hier können Sie die Blöcke benutzen. Stellen Sie sie dafür in schulterbreitem Abstand auf die Matte, um Ihre Arme zu »verlängern«.

→ Schieben Sie sich ausatmend nach oben und hinten in den abwärts blickenden Hund (siehe Seite 24).

❶ Heben Sie beim Einatmen das linke Bein in die Verlängerung des Körpers. Achten Sie dabei darauf, dass die linke Hüfte unten bleibt.

→ Schwingen Sie das linke Bein ausatmend leicht gebeugt nach vorn und setzen Sie den linken Fuß zwischen beiden Händen am Boden auf. Drehen Sie den rechten Fuß etwa 15 Grad auswärts.

❷ Richten Sie sich beim Einatmen in die Haltung des Helden auf. Das vordere Bein sollte gut gebeugt, das hintere ganz gestreckt sein. Die Arme sind nach oben gestreckt, die Handflächen zeigen zueinander. Nehmen Sie einen ruhigen, tiefen Atemzug in der Haltung.

→ Beugen Sie sich mit dem nächsten Ausatem nach vorn. Stellen Sie die Hände neben dem linken Fuß auf und führen Sie diesen nach hinten, so dass Sie wieder in die Haltung des abwärts blickenden Hundes kommen.

→ Lassen Sie behutsam die Knie zum Boden sinken. Strecken Sie die Zehen aus, biegen Sie den Rücken durch und atmen Sie ein.

→ Kehren Sie zurück in die Ausgangshaltung im Fersensitz und legen Sie die Hände in der Grußhaltung vor der Brust zusammen.

Wiederholen Sie den Ablauf insgesamt sechsmal im Rhythmus Ihres Atems. Schwingen Sie dabei immer abwechselnd das linke und das rechte Bein aus der Haltung des Hundes mit erhobenem Bein nach vorn. Spüren Sie abschließend einen Moment in einem Sitz Ihrer Wahl nach.

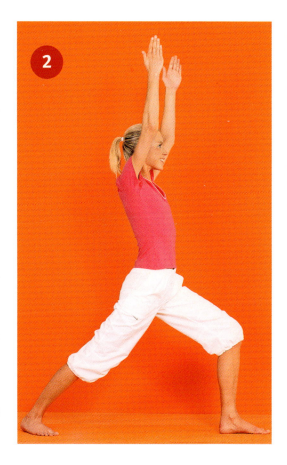

Flow Katze – Hund – Taube

Der nun folgende kraftvolle, anmutige Bewegungsablauf ist besonders hilfreich, wenn Sie gerade viel Stress aushalten müssen. Den gesamten Flow finden Sie auf Seite 43.

Tipp: Benutzen Sie bei Bedarf von Anfang an Ihre Yoga-Blöcke.

❶ Kommen Sie in den Vierfüßlerstand. Biegen Sie Ihre Wirbelsäule durch, stellen Sie die Zehen auf und atmen Sie ein.

❷ Schieben Sie sich ausatmend nach oben und hinten in den abwärts blickenden Hund.

➔ Heben Sie einatmend das linke Bein weit in die Verlängerung des Körpers. Achten Sie dabei darauf, dass die linke Hüfte unten bleibt.

➔ Führen Sie das linke Bein beim Ausatmen leicht gebeugt nach vorn und setzen Sie das linke Knie zwischen den Händen am Boden auf. Ziehen Sie den linken Unterschenkel so weit es geht nach vorn. Legen Sie die Zehen des rechten Fußes auf den Boden und schieben Sie das Bein weit nach hinten.

❸ Richten Sie sich beim Einatmen auf in die Haltung der Taube. Schieben Sie dabei das rechte Bein weit nach hinten, um den Beckenboden zu aktivieren.

➔ Beim Ausatmen beugen Sie sich wie eine Taube, die ein Korn pickt, nach vorn und führen die Stirn zum Boden.

➔ Richten Sie sich einatmend wieder auf und stellen Sie die Zehen des rechten Fußes auf.

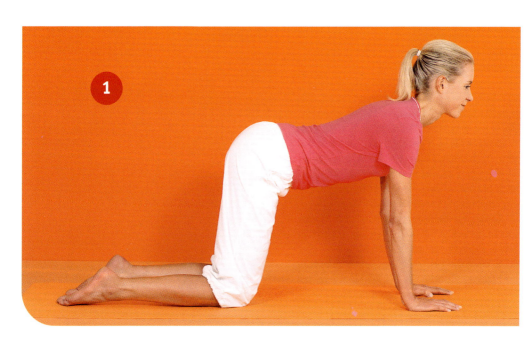

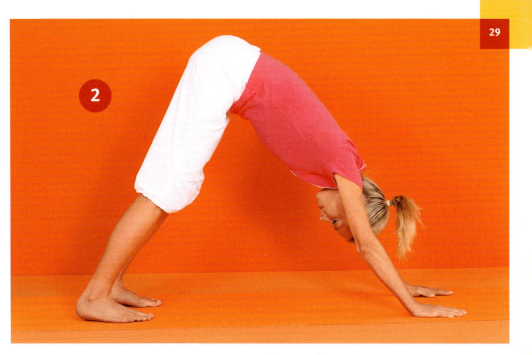

→ Schieben Sie sich langsam und kraftvoll ausatmend nach hinten und oben in den Hund und strecken Sie beim Einatmen das linke Bein weit nach hinten und oben.
→ Stellen Sie ausatmend den linken Fuß zurück zum Boden und kehren Sie in die Haltung des abwärts blickenden Hundes zurück.
→ Führen Sie behutsam beide Knie zum Boden, biegen Sie den Rücken noch einmal Wirbel für Wirbel vom Becken bis zum Hinterkopf durch und atmen Sie tief ein.
Wiederholen Sie den Ablauf insgesamt sechsmal im Rhythmus Ihres Atems. Schwingen Sie dabei immer abwechselnd das linke und das rechte Bein aus dem Hund mit erhobenem Bein nach vorn. Spüren Sie anschließend einen Moment in einem Sitz Ihrer Wahl nach.

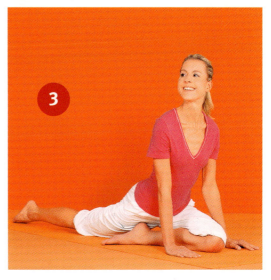

Flow Hund – Brett – Seitstütz

Dieser Ablauf spricht alle großen Muskelgruppen des Körpers an, stärkt aber vor allem die Schultern. Den gesamten Flow finden Sie auf Seite 43.

➔ Kommen Sie in den Vierfüßlerstand. Spreizen Sie die Finger weit, halten Sie die Mittelfinger parallel zueinander und drehen Sie die Armbeugen leicht nach vorn. Biegen Sie den Rücken etwas durch und atmen Sie ein.

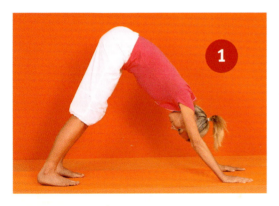

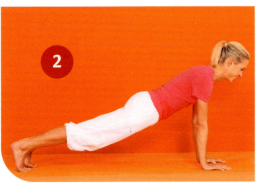

❶ Schieben Sie sich ausatmend nach hinten oben in den nach unten blickenden Hund.

❷ Beim Einatmen verlagern Sie das Gewicht allmählich nach vorn, bis Ihr Körper gerade wie ein Brett über dem Boden schwebt. Achten Sie unbedingt darauf, dass das Becken in einer Linie mit dem restlichen Körper liegt.

➔ Stellen Sie Ihre linke Hand etwas mehr zur Mitte. Drehen Sie sich ruhig weiter atmend langsam nach rechts. Verlagern Sie Ihr Gewicht von den Zehen auf die Außenkante des linken Fußes und legen Sie den rechten Fuß über den linken. Beide Beine sollen ganz gestreckt sein. Der rechte Fuß berührt den Boden möglichst nicht.

❸ Lösen Sie die rechte Hand vom Boden und führen Sie den Arm mit dem nächsten Einatmen in die Verlängerung des linken Arms nach oben. Verweilen Sie einige Atemzüge im Seitstütz.

➔ Drehen Sie sich ganz langsam wieder nach links und stellen Sie den rechten Fuß und die rechte Hand behutsam am Boden auf. Kehren Sie zurück in die Bretthaltung. Achten Sie abermals darauf, dass sich das Becken in einer Linie mit dem restlichen Körper befindet. Atmen Sie ein.

➔ Schieben Sie sich beim Ausatmen nach hinten und oben in den abwärts blickenden Hund. Verweilen Sie einige Atemzüge in dieser Haltung und ruhen Sie sich aus. Wenn Sie mögen, dehnen Sie sich dabei wohlig durch.

➔ Kehren Sie mit dem Einatmen zurück in die Bretthaltung. Stellen Sie die rechte Hand etwas mehr zur Mitte auf und drehen Sie sich nach links.

→ Kommen Sie in den Seitstütz und verweilen Sie wieder einige ruhige und tiefe Atemzüge in dieser Haltung.

→ Kehren Sie langsam und kontrolliert über die Bretthaltung in den abwärts blickenden Hund zurück.

Schließen Sie dann einen zweiten Ablauf an. Wenn Sie sie brauchen, machen Sie vor der Wiederholung eine kleine Pause. Üben Sie den Ablauf nach Möglichkeit zu jeder Seite dreimal.

Üben Sie im direkten Anschluss in einer Sitzhaltung Ihrer Wahl »Den Himmel quirlen«, um die Handgelenke zu entlasten (siehe Kasten Seite 25). Spüren Sie dann nach und werden Sie sich bewusst, wie kraftvoll und mühelos Sie sich jetzt aufzurichten vermögen.

Variante: Wenn Sie sehr empfindliche Handgelenke haben, üben Sie den ganzen Ablauf aus dem Unterarmstand heraus, anstatt sich auf den Händen abzustützen.

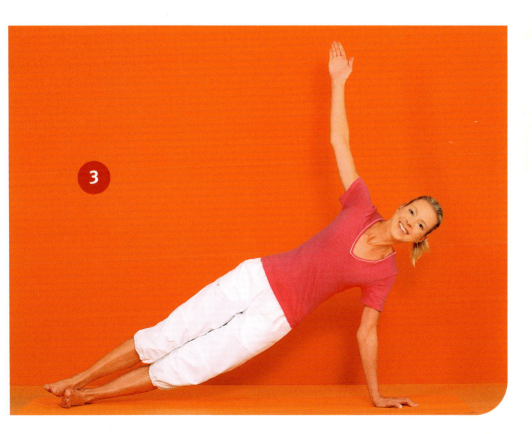

Die kraftvolle Haltung – tanzen
CD – Track 6

Die rhythmischen Bewegungen des Beckens bei dieser Übung bereiten nicht nur Freude, sondern helfen Ihnen gleichzeitig auch dabei, länger in der Haltung zu verweilen, ohne dass sich Ihre Muskeln dabei verkrampfen.

→ Stellen Sie sich aufrecht hin. Ihre Füße stehen in hüftbreitem Abstand parallel zueinander. Drücken Sie kraftvoll mit den Außenseiten der Fersen gegen den Boden.

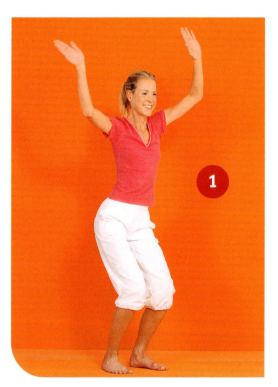

→ Heben Sie die Arme. Halten Sie die Handflächen parallel zueinander. Lassen Sie die Schultern sinken und heben Sie den Brustkorb.

→ Beugen Sie die Beine leicht. Achten Sie dabei darauf, dass Füße und Beine parallel bleiben. Senken Sie die Sitzbeine nach hinten und unten, als wollten Sie sich auf einen Hocker setzen. Halten Sie dabei die Außenkanten der Fersen fest am Boden, damit die Füße sich nicht auswärts drehen.

→ Strecken Sie sich aus der Wirbelsäule heraus nach oben. Versuchen Sie, allmählich das Becken immer weiter sinken zu lassen, ohne dass sich die Fersen vom Boden lösen.

❶ Beginnen Sie nun, sich abwechselnd über den linken und den rechten Arm nach oben zu dehnen. Lassen Sie diese Bewegung durch den ganzen Körper bis zum Becken wandern. Werden Sie dabei allmählich immer schneller und finden Sie einen Rhythmus, als wollten Sie tanzen. Dabei wird Sie die Musik der beiliegenden Übungs-CD unterstützen.

Verweilen Sie »tanzend«, aber dennoch ruhig atmend in der kraftvollen Haltung. Achten Sie immer darauf, dass die Füße parallel zueinander bleiben. Probieren Sie ruhig verschiedene kleine Bewegungen mit den Armen, Händen und der Hüfte, die Ihnen Spaß machen. Üben Sie auf diese Weise mindestens drei Minuten. Steigern Sie sich mit der Zeit auf fünf Minuten.

→ Um die kraftvolle Haltung zu verlassen, strecken Sie langsam Ihre Beine und lassen ausatmend die Arme über die Seiten sinken.

Spüren Sie im Stand noch einen Moment nach: Werden Sie sich bewusst, wie lebendig sich Ihr gesamter Körper jetzt anfühlt.

Held mit Feueratmung CD – Track 7

Die Feueratmung hilft Ihnen dabei, länger als gewohnt in der Haltung des Helden zu verweilen. Wenn Sie noch mehr über den Feueratem erfahren wollen, blättern Sie weiter auf Seite 41.

➔ Kommen Sie in den Kniestand und stellen Sie das rechte Bein weit nach vorn. Lassen Sie das Becken nach vorn und unten sinken, bis der rechte Unterschenkel senkrecht steht.

➔ Legen Sie den Bauch lang auf den rechten Oberschenkel, und stellen Sie die Hände neben dem rechten Fuß am Boden auf.

➔ Stellen Sie die Zehen des linken Fußes auf und heben Sie das Knie vom Boden.

➔ Dehnen Sie sich über die linke Ferse nach hinten und unten, bis das linke Bein ganz gestreckt ist. Das ist wichtig, um das Knie zu schonen. Lassen Sie die linke Leiste weiter sinken, bis Sie die Dehnung deutlich spüren.

❷ Ziehen Sie kraftvoll den Beckenboden nach innen und richten Sie Ihren Oberkörper auf. Nehmen Sie die Schultern nach hinten, unten und außen. Heben Sie das Brustbein, so dass im Brustraum ein Gefühl von Weite entsteht. Breiten Sie die Arme zur Seite aus.

➔ Beginnen Sie nun mit der Feueratmung, indem Sie kraftvoll, rhythmisch und gleichmäßig durch die Nase ein- und ausatmen. Verweilen Sie mindestens eine Minute so, allmählich aber auch länger. **Achtung:** Als Anfänger beginnen Sie erst einmal langsam, da Ihnen sonst schwindelig werden kann.

➔ Beenden Sie die Feueratmung und beugen Sie sich vor. Stellen Sie die Hände neben dem vorderen Fuß auf. Ziehen Sie das rechte Bein nach hinten, und kommen Sie in den abwärts blickenden Hund (siehe Seite 24).

➔ Verweilen Sie so einige Atemzüge und dehnen Sie Ihre Wirbelsäule genüsslich in die Länge. Dann schwingen Sie den linken Fuß nach vorn zwischen die Hände und wiederholen die Heldenhaltung mit Feueratmung zur anderen Seite.

Spüren sie anschließend im Sitz oder im Stand nach: Verbinden Sie sich mit dem Empfinden von Lebendigkeit und Wärme in Ihrem Körper.

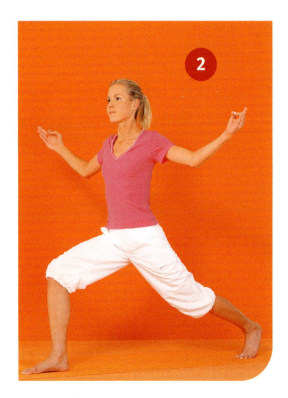

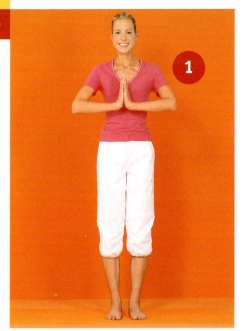
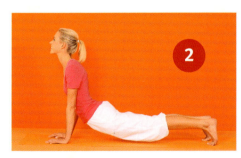
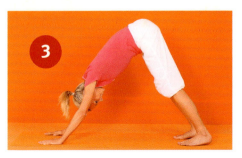

Flow Held – Bogenschütze

Dieser Ablauf schenkt Stabilität und weitet den Brustraum. Durch den zusätzlichen Einsatz der Feueratmung (siehe Seite 33) wirkt der Flow sehr belebend. Die gesamte Abfolge sehen Sie auf Seite 44.

❶ Kommen Sie in den aufrechten Stand. Die Hände liegen in Brusthöhe aneinander (Grußhaltung). Atmen Sie tief aus.

➜ Drücken Sie kraftvoll mit den Außenkanten der Fersen gegen den Boden und führen Sie beim Einatmen die Arme über die Seiten oder über vorn nach oben. Beugen Sie die Beine weit an, als wollten Sie sich auf einen Hocker setzen, und kommen Sie so in die kraftvolle Haltung. Verweilen Sie drei ruhige Atemzüge in dieser Position.

➜ Führen Sie die Arme über die Seiten und kommen Sie ausatmend mit geradem Rücken in die Vorbeuge im Stand.

➜ Beugen Sie die Beine an und strecken Sie einatmend die Wirbelsäule und den Kopf nach vorn oben.

➜ Ziehen Sie die Muskeln zwischen den Sitzbeinen zusammen, um die Beckenbodenmuskulatur zu aktivieren. Gehen Sie beim Ausatmen in die Bretthaltung (siehe Seite 30). Beugen Sie die Arme. Lassen Sie die Vorderseite des Rumpfs fast bis zum Boden sinken.

❷ Richten Sie sich einatmend und mit immer noch aktivem Beckenboden in den aufwärts blickenden Hund auf.

❸ Schieben Sie sich mit aktivem Beckenboden nach hinten oben in den abwärts blickenden Hund.

→ Schwingen Sie ausatmend das rechte Bein weit nach vorn und stellen Sie den Fuß etwas rechts zwischen die Hände.

❹ Richten Sie sich einatmend auf, beugen Sie das rechte Bein und strecken Sie beide Arme nach oben. Das linke Bein ist ganz gestreckt, die linke Hüfte möglichst weit vorn. Beugen Sie ausatmend das rechte Bein noch weiter. Heben Sie einatmend den Blick nach oben. Verweilen Sie fünf Atemzüge als »Heldin«.

❺ Führen Sie dann ausatmend die Arme in Schulterhöhe und strecken Sie sie zur Seite aus. Drehen Sie den Oberkörper nach rechts. Strecken Sie kurz das rechte Bein.

❻ Beugen Sie dann das rechte Bein wieder an und kommen Sie in die Haltung des Bogenschützen. Blicken Sie über die Fingerspitzen der rechten Hand – für drei Atemzüge.

→ Beugen Sie sich vor, stellen Sie die Hände neben dem rechten Fuß auf und schwingen Sie den rechten Fuß neben den linken. Aktivieren Sie den Beckenboden und kommen Sie ausatmend in die Bretthaltung.

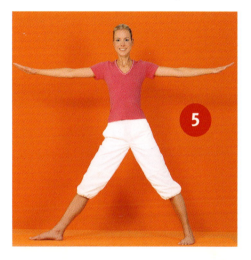

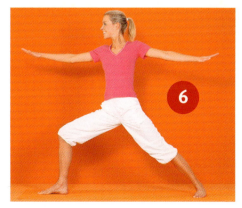

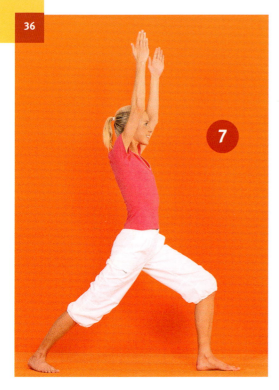

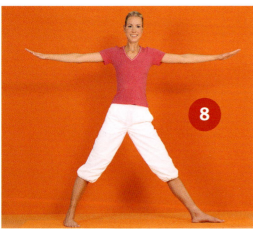

→ Kommen Sie einatmend mit aktivem Beckenboden in den aufwärts blickenden Hund.
→ Schieben Sie sich mit noch immer aktivem Beckenboden nach hinten und oben in den abwärts blickenden Hund. Verweilen Sie wiederum drei Atemzüge und finden Sie sich bewusst in der Symmetrie dieser Haltung ein.
→ Schwingen Sie ausatmend das linke Bein weit nach vorn und stellen Sie den Fuß etwas links zwischen die Hände.

❼ Richten Sie sich einatmend auf, beugen Sie das linke Bein und strecken Sie beide Arme nach oben. Das rechte Bein ist ganz gestreckt und die rechte Hüfte ist möglichst weit vorn. Beugen Sie ausatmend das linke Bein noch weiter. Heben Sie einatmend den Blick. Verweilen Sie fünf Atemzüge in der »Heldin«.

❽ Führen Sie dann ausatmend die Arme in Schulterhöhe und strecken Sie sie zur Seite aus. Drehen Sie den Oberkörper nach links und strecken Sie kurz das linke Bein.

❾ Beugen Sie es wieder an und kommen Sie in die Haltung des Bogenschützen. Schauen Sie über die Fingerspitzen der linken Hand hinweg in den Raum. Verweilen Sie drei ruhige Atemzüge in dieser Haltung.

→ Beugen Sie sich vor, stellen Sie die Hände neben dem linken Fuß auf, schwingen Sie den linken Fuß neben den rechten, aktivieren Sie Ihren Beckenboden und kommen Sie ausatmend in die Bretthaltung.
→ Kommen Sie einatmend mit aktivem Beckenboden in den aufwärts blickenden Hund.
→ Schieben Sie sich mit weiterhin aktivem Beckenboden nach hinten oben in den abwärts blickenden Hund. Drei Atemzüge verweilen.

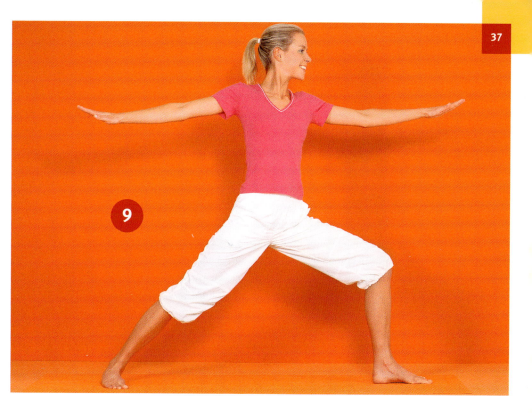

→ Kommen Sie mit einem Sprung (oder zwei Schritten) in die Vorbeuge im Stand. Ausatmen.
→ Beugen Sie die Beine etwas und richten Sie sich einatmend in den Stand mit erhobenen Armen auf. Verweilen Sie drei Atemzüge darin.
→ Aktivieren Sie den Druck der Außenkanten der Fersen gegen den Boden, bis die Beine wieder von innen heraus gestreckt sind. Kommen Sie beim Einatmen in den aufrechten Stand.
→ Führen Sie beim Ausatmen die Arme zurück in die Grußhaltung.
Wiederholen Sie den Ablauf noch ein- bis zweimal. Spüren Sie dann kurz im Stand nach: Wie stehen Sie? Sind Sie belebt und angeregt?

DIE KRAFT DES BECKENBODENS

In vielen **modernen Yoga-Flows** finden sich die Übergänge von der Vorbeuge im Stand zum Brett, Liegestütz und Hund. Damit dabei der **untere Rücken nicht durchhängt** und gestaucht wird, stabilisieren Sie ihn mit der **Beckenbodenmuskulatur.** Ziehen Sie dazu die Sitzbeine zusammen (die untersten, etwas spitzen Knochen des Beckens).

Flow Bogenschütze – Dreieck

Dieser Ablauf gibt Ihnen Standfestigkeit und hilft Ihnen, sich nach langen Stunden der Kopf- oder Computerarbeit wieder zu erden und »Boden unter die Füße« zu bekommen. Den gesamten Flow »Bogenschütze – Dreieck« sehen Sie auf Seite 45.

→ Kommen Sie in den aufrechten Stand. Die Füße stehen hüftbreit und parallel. Heben Sie die Hände zur Grußhaltung vor die Brust. Atmen Sie tief aus.

→ Drücken Sie kraftvoll mit den Außenkanten der Fersen gegen den Boden und führen Sie einatmend Ihre Arme über die Seiten oder über vorn nach oben.

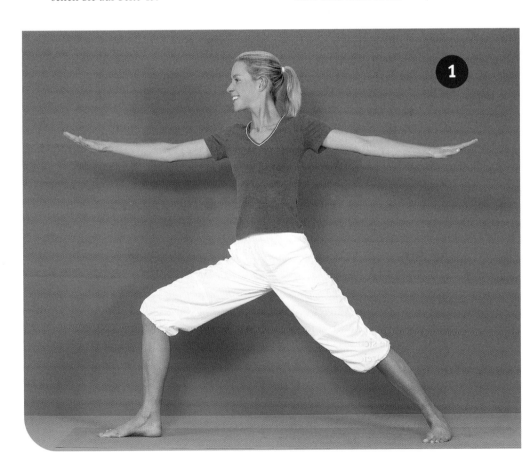

→ Führen Sie die Arme über die Seiten und kommen Sie ausatmend mit geradem Rücken in die Vorbeuge im Stand.
→ Beugen Sie die Beine an. Strecken Sie einatmend Wirbelsäule und Kopf nach vorn oben.
→ Ziehen Sie die Muskeln zwischen den Sitzbeinen zusammen, um die Beckenbodenmuskulatur zu aktivieren, und springen (oder gehen) Sie beim Ausatmen in die Bretthaltung (siehe Seite 30). Beugen Sie die Arme. Lassen Sie die Vorderseite des Rumpfs fast bis zum Boden sinken.
→ Richten Sie sich einatmend mit aktivem Beckenboden in den aufwärts blickenden Hund auf (siehe Seite 25).
→ Schieben Sie sich mit noch immer aktivem Beckenboden nach hinten und oben in den abwärts blickenden Hund (siehe Seite 24).
→ Heben Sie einatmend das rechte Bein weit nach hinten oben, ohne die Hüfte auszudrehen.
→ Schwingen Sie ausatmend das rechte Bein weit nach vorn und stellen Sie den Fuß zwischen die Hände.

❶ Richten Sie sich einatmend auf, beugen Sie das rechte Bein und strecken Sie beide Arme in Schulterhöhe ganz gerade aus. Kommen Sie so in die Haltung des Bogenschützen. Verweilen Sie drei ruhige Atemzüge darin.
❷ Strecken Sie dann das rechte Bein, dehnen Sie sich einatmend weit über die rechte Hand in den Raum und neigen Sie sich ausatmend über das rechte Bein in die Dreieckshaltung. Stellen Sie Ihre rechte Hand am Boden oder am Schienbein auf und dehnen Sie den linken Arm weit zur Decke. Verweilen Sie fünf ruhige Atemzüge in dieser Haltung.

→ Richten Sie sich einatmend langsam wieder auf, beugen Sie das rechte Bein und kommen Sie in die Haltung des Bogenschützen.
→ Beugen Sie sich vor, stellen Sie die Hände neben dem rechten Fuß auf, schwingen Sie den rechten Fuß neben den linken, aktivieren Sie Ihren Beckenboden und kommen Sie ausatmend in die Bretthaltung (siehe Seite 30).

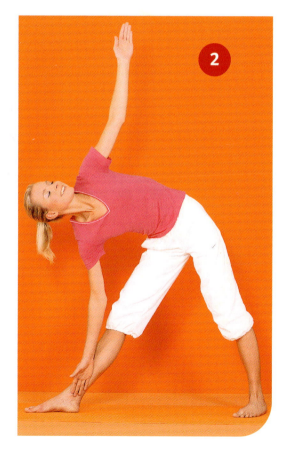

❸ Kommen Sie einatmend mit aktivem Beckenboden in den aufwärts blickenden Hund.

➔ Schieben Sie sich mit noch immer aktivem Beckenboden nach hinten und oben in den abwärts blickenden Hund. Verweilen Sie drei ruhige Atemzüge und finden Sie sich bewusst in der Symmetrie dieser Haltung ein.

➔ Heben Sie beim Einatmen das linke Bein weit nach hinten und oben, ohne dabei die Hüfte auszudrehen.

➔ Schwingen Sie ausatmend das linke Bein weit nach vorn und stellen Sie den Fuß zwischen die Hände.

➔ Richten Sie sich einatmend auf, beugen Sie das linke Bein und strecken Sie beide Arme in Schulterhöhe ganz gerade aus. Kommen Sie wieder in die Haltung des Bogenschützen und verweilen Sie für drei ruhige Atemzüge.

➔ Strecken Sie dann das linke Bein, dehnen Sie sich einatmend weit über die rechte Hand in den Raum und neigen Sie sich ausatmend über das linke Bein in die Dreieckshaltung. Stellen Sie Ihre linke Hand am Boden oder am Schienbein auf und dehnen Sie den rechten Arm weit zur Decke. Verweilen Sie so fünf ruhige Atemzüge.

➔ Richten Sie sich einatmend langsam wieder auf, beugen Sie das linke Bein und kommen Sie in die Haltung des Bogenschützen.

➔ Beugen Sie sich nach vorn, stellen Sie die Hände neben dem linken Fuß auf, schwingen Sie den linken Fuß neben den rechten, aktivieren Sie Ihren Beckenboden und kommen Sie beim Ausatmen in die Bretthaltung.

➔ Kommen Sie mit aktivem Beckenboden einatmend in den aufwärts blickenden Hund.

➔ Schieben Sie sich mit weiterhin aktivem Beckenboden nach hinten und oben in den abwärts blickenden Hund. Verweilen Sie so drei ruhige Atemzüge und finden Sie sich bewusst in der Symmetrie dieser Haltung ein.

➔ Kommen Sie mit einem Sprung (oder mit zwei Schritten) in die Vorbeuge im Stand und atmen Sie tief aus.

➔ Beugen Sie die Beine etwas an und richten Sie sich beim Einatmen in den Stand mit erhobenen Armen auf.

➔ Aktivieren Sie den Druck der Außenkanten der Fersen gegen den Boden, bis Ihre Beine ganz von innen heraus gestreckt sind. Kommen Sie in der Atemfülle in eine Rückbeuge und lassen Sie sich weit aus der Verwurzelung des Standes in den Himmelsraum wachsen.

➔ Richten Sie sich wieder auf und führen Sie beim Ausatmen die Arme vor der Brust in die Grußhaltung zurück.

Wiederholen Sie den Ablauf noch ein- bis zweimal. Spüren Sie anschließend eine kleine Weile im Stand nach und werden Sie sich bewusst, was für eine Kraft und was für eine Stabilität Ihre Beine und Ihr Standvermögen jetzt ausstrahlen.

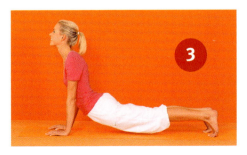

Der Feueratem

Diese Atemübung passt gut an das Ende der Flows und hilft Ihnen, im Anschluss daran noch eine Weile in der Sammlung und Ruhe des Geistes zu verweilen.

→ Kommen Sie in einen aufrechten und bequemen Sitz Ihrer Wahl. Lassen Sie sich nieder und verwurzeln Sie sich ganz tief über Ihre Beine und das Becken in der Erde.

→ Werden Sie sich Ihrer vertikalen Achse bewusst. Sie beginnt in der Mitte des Beckenbodens und steigt von dort aus auf durch die Mitte des Becken-, Bauch- und Brustraums, den Hals und den Kopf bis zum Scheitelpunkt. Richten Sie sich an dieser lotrechten Achse aus und mit ihrer Hilfe auf.

→ Entspannen Sie Ihre Atmung und lauschen Sie eine Weile ihrem Kommen und Gehen.

❶ Legen Sie die Daumen- und Zeigefingerkuppen aneinander und strecken Sie die restlichen Finger. Heben Sie beim Einatmen die Arme nach schräg oben und lassen Sie beim nächsten Ausatmen die Schultern sinken.

→ Beginnen Sie nun mit der Feueratmung. Atmen Sie dafür in gleicher Intensität schnell und rhythmisch durch die Nase ein und aus (Anfänger beginnen langsamer, siehe Seite 33). Jedes Mal, wenn Sie ausatmen, ziehen Sie bewusst den Nabel etwas ein. Jedes Mal, wenn Sie einatmen, entspannen Sie die Bauchdecke. Finden Sie Ihren Rhythmus, aber orientieren Sie sich dabei am Tempo der beiliegenden CD. Lassen Sie den Atem fließen: Machen Sie selbst immer weniger und schwingen Sie sich mehr und mehr in die Bewegung des Feueratems ein.

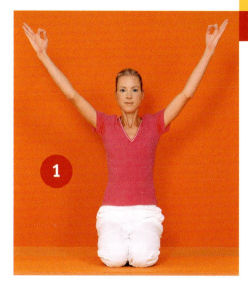

Fahren Sie zuerst eine Minute fort und steigern Sie sich allmählich auf drei oder fünf Minuten. Spüren Sie anschließend noch einen Moment nach und verbinden Sie sich mit den Empfindungen im Inneren Ihres Körpers und Ihres Geistes.

DIE BAUCHKRÄFTE STÄRKEN

Zu Beginn wird Ihre Bauchdecke die ungewohnte Bewegung während des Feueratems sehr **schnell als anstrengend empfinden.** Wenn Sie jedoch regelmäßig weiter üben, werden ihre Muskeln zunehmend an Kraft und Koordination gewinnen. Üben Sie von Anfang an **in einem relativ zügigen Rhythmus,** da ein langsamer mehr Muskelkraft fordert und sich viel schwerer länger durchhalten lässt.

ÜBUNGSSEQUENZEN: DIE EINZELNEN FLOWS

Auf den folgenden Seiten sehen Sie noch einmal alle Asana-Flows im Überblick – und zwar Haltung für Haltung. Legen Sie das Buch so vor sich, dass Sie schnell einen Blick darauf werfen können, wenn es notwendig ist. Oder vergrößern Sie die Seiten auf dem Kopierer und hängen Sie die Flows als Poster an die Wand. Anfangs lesen Sie sich am besten noch einmal die entsprechenden Übungsseiten durch, bevor Sie starten. Schon bald werden Sie die Bewegungsfolgen aber so gut kennen, dass ein Blick auf die Illustrationen ausreicht.

Catbow-Flow Seite 23

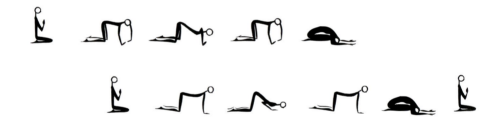

Abwärts und aufwärts blickender Hund Seite 24 f.

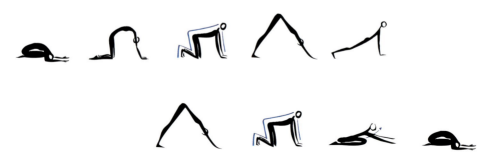

Flow Hund – Held Seite 26 f.

Flow Katze – Hund – Taube Seite 28 f.

Flow Hund – Brett – Seitstütz Seite 30 f.

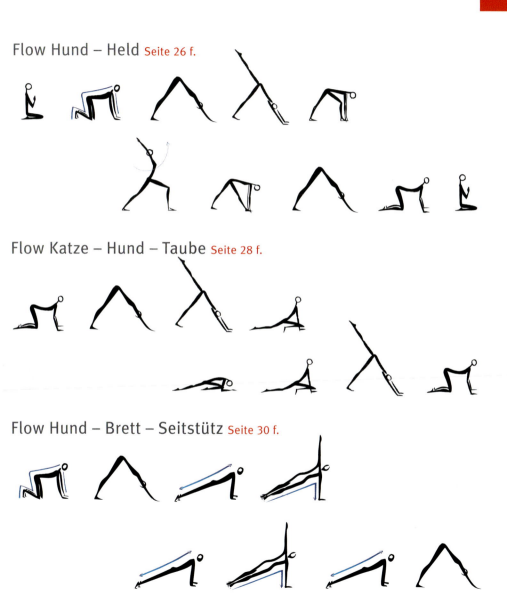

Flow Held – Bogenschütze Seite 34 ff.

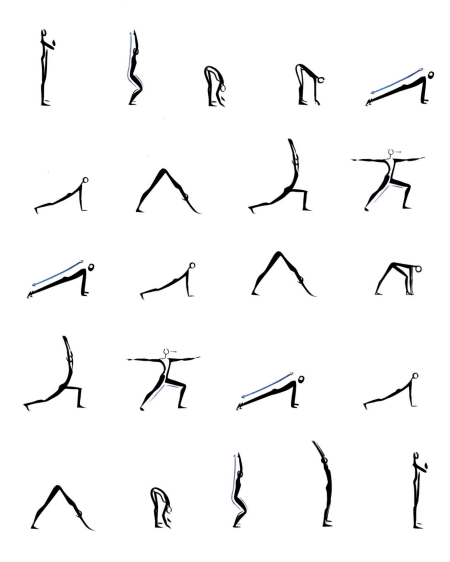

Flow Bogenschütze – Dreieck Seite 38 ff.

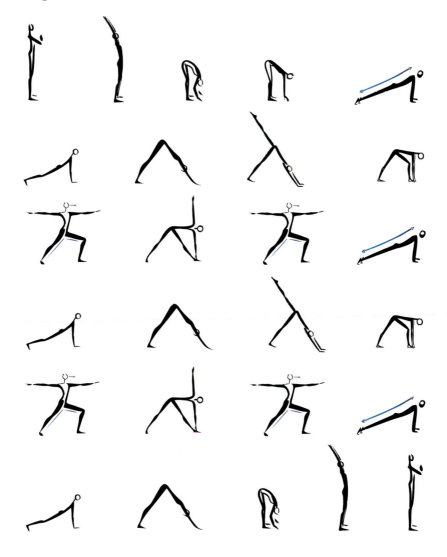

GESUCHT – GEFUNDEN

Buchtipps

Hatha-Yoga
Tatzky, B./Trökes, A./Pinter-Neise, J.: *Theorie und Praxis des Hatha-Yoga*; Verlag Via Nova
Trökes, A.: *Das große Yogabuch*; GRÄFE UND UNZER VERLAG

Spezielle Themen
Broome, Dr. P./Bozic, G.: *Yoga fürs Leben*; GRÄFE UND UNZER VERLAG
Cuson, B.: *Bodyforming mit Yoga*; GRÄFE UND UNZER VERLAG
Trökes, A.: *Yoga für Rücken, Schultern und Nacken*; GRÄFE UND UNZER VERLAG

Zeitschrift
Deutsches Yoga-Forum; zweimonatlich; Hrsg. vom BDY (siehe Adressen)
Yoga Aktuell; zweimonatlich

Hilfreiche Adressen

Wo Sie in Ihrer Nähe qualifizierte Lehrer/innen für Power-Yoga finden, weiß der

Berufsverband der Yogalehrenden in Deutschland (BDY)
Jüdenstraße 37
37073 Göttingen
info@yoga.de oder info@bdy.de
www.yoga.de

Berufsverband der B.K.S. IYENGAR®
Yoga Vereinigung Deutschland e. V.
Pappelallee 24
10437 Berlin
info@iyengar-yoga-deutschland.de
www.iyengar-yoga-deutschland.de

Matten, Kissen, Sitzbänkchen können Sie bestellen bei
Bausinger GmbH
Hauptstr. 12
72479 Straßberg-Kaiseringen
info@bausinger.de
www.bausinger.de

Die Yogaübungen von A bis Z

Abwärts und aufwärts blickender Hund 24, 42
Arme und Beine über Kreuz schwingen lassen 14
Armschwung und Reinigungsatmung 14
Catbow-Flow 23, 42
Den Himmel quirlen 25
Der Feueratem 41
Der Power-Sonnengruß 18
Die Katze streckt ihr Bein 15
Die kraftvolle Haltung – tanzen 32
Flow Bogenschütze – Dreieck 38, 45
Flow Held – Bogenschütze 34, 44
Flow Hund – Held 26, 43
Flow Hund – Brett – Seitstütz 30, 43
Flow Katze – Hund – Taube 28, 43
Held mit Feueratmung 33
Hund mit erhobenem Bein und Brett 17
Um die innere Achse schwingen 13
Variation Katze und Hund 16

Über die Autorin

Anna Trökes, Jahrgang 1952, ist eine der profiliertesten Yogalehrerinnen. Sie unterrichtet seit 1974 Yoga, hat eine eigene Yogaschule in Berlin und leitet eine eigene Yoga-Lehrausbildung. Sie ist als Rückenschulleiterin und Heilpraktikerin ausgebildet und integriert dieses Wissen in den Yogaunterricht.

PRANA YOGA
Yogaschule Anna Trökes
Bismarckstr. 97/98
10625 Berlin
info@prana-yogaschule.de
www.prana-yogaschule.de

Unser Fotomodell

Birgit Grunert, Jahrgang 1980, studierte Musik und Englisch und ist begeisterte Triathletin. Danke für die gute Zusammenarbeit!

CD

Sprecherin: Anna Trökes
Musik komponiert und eingespielt von: Flowing Power
Aufgenommen, gemischt und gemastert von: Flowing Power im Mach-Now-Studio
Ausführend produziert von: Rüdiger Grünwald, Berlin

Wichtiger Hinweis

Die Ratschläge des vorliegenden Buches wurden sorgfältig recherchiert und haben sich in der Praxis bewährt. Alle Leserinnen und Leser sind jedoch aufgefordert, selbst zu entscheiden, ob und inwieweit sie die Anregungen aus diesem Buch umsetzen wollen. Autorin und Verlag übernehmen keine Haftung für die Resultate.

Bildnachweis

Coverbild: Martin Wagenhan
Fotoproduktion: Tom Roch
Styling: Susa Lichtenstein

Für die freundliche Unterstützung der Fotoproduktion ein Dankeschön an:
› Sport Scheck, München
› www.yogishop.com
› www.at-one.de

Illustrationen: Nike Schenkl

Impressum

© 2007 GRÄFE UND UNZER VERLAG GmbH, München
Neuausgabe des Titels *Power durch Yoga*, GRÄFE UND UNZER VERLAG GMBH 2000, ISBN 3-7742-4807-9
Alle Rechte vorbehalten, Nachdruck, auch auszugsweise, sowie Verbreitung durch Film, Funk, Fernsehen und Internet, durch fotomechanische Wiedergabe, Tonträger und Datenverarbeitungssysteme jeder Art nur mit schriftlicher Genehmigung des Verlages.

Programmleitung:
Ulrich Ehrlenspiel
Redaktion: Kathrin Herlitz
Lektorat: Sylvie Hinderberger
Bildredaktion: Henrike Schechter
Satz: Christopher Hammond
Layout und Umschlaggestaltung: independent Medien-Design, Claudia Hautkappe
Herstellung: Gloria Pall
Lithos: Fotolito Longo, Bozen
Druck/Bindung: Druckhaus Kaufmann, Lahr

ISBN   978-3-8338-0494-6

1. Auflage 2007

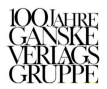

Ein Unternehmen der
GANSKE VERLAGSGRUPPE

DIE CD ZUM BUCH

Mit der CD kommen Sie richtig in Schwung!

So üben Sie mit der CD

Auf der Übungs-CD finden Sie ein vollständiges, 30-minütiges Yoga-Fitness-Programm. Wenn Sie drei- bis fünfmal pro Woche üben, können Sie Ihren Stoffwechsel wirkungsvoll auf Trab bringen und Ihre Ausdauer, Beweglichkeit und Kraft spürbar verbessern.

› Beginnen Sie auf jeden Fall immer mit einer oder beiden Kundalini-Yoga-Übungen »Um die innere Achse schwingen« (Track 1) und/oder »Arme und Beine über Kreuz schwingen lassen« (Track 2).

› Track 3 und/oder 4 »Die Katze streckt ihr Bein« und/oder »Hund mit erhobenem Bein und Brett« sind weitere Aufwärmübungen, mit denen Sie sich sehr gut auf den Sonnengruß (Track 5) vorbereiten können.

› Die beiden Asanas »Die kraftvolle Haltung – tanzen« (Track 6) und »Held mit Feueratmung« (Track 7) helfen Ihnen, mehr Ausdauer beziehungsweise Atemkraft zu erlangen.

› Haben Sie nicht so viel Zeit, können Sie Ihren CD-Player so programmieren, dass er nur die Tracks 1–3–5–7 oder 2–4–6 oder 1–4–5–6–7 oder 1–2–3–5–7 abspielt.

› Wichtig ist, dass Sie sich immer gut vorbereiten. Auch wenn Sie nur den Sonnengruß üben wollen, machen Sie davor unbedingt eine der beiden Drehübungen (Track 1 oder 2).

› Der Sonnengruß ist auf der CD nur zweimal angeleitet, wird aber oft häufiger geübt (meist werden sechs bis zwölf Wiederholungen empfohlen). Wenn Sie für die weiteren Durchgänge ebenfalls eine Anleitung benötigen, wiederholen Sie Track 5 entsprechend oft. Wenn Sie keine Hilfe brauchen, drücken Sie kurz die Pausentaste, bevor Sie bereit sind für Track 6 und/oder 7.

› Die intensive, rhythmische Atemführung soll Ihnen helfen, einen guten Übungsrhythmus zu finden (rund 60 Atemzüge pro Minute) und die Ausdauer zu stärken. Sind Sie anfangs noch nicht so weit, beenden Sie die Übung zu Ihrer Zeit oder legen Sie zwischendurch eine kurze Pause ein.

› Nehmen Sie sich nach dem Üben immer ein paar Minuten Zeit, um die Wirkung der Bewegungsabläufe im Sitzen ausklingen zu lassen.

Und jetzt viel Spaß beim Üben!

DAS CD-PROGRAMM

1. Um die innere Achse schwingen
2. Arme und Beine über Kreuz schwingen lassen
3. Die Katze streckt ihr Bein
4. Hund mit erhobenem Bein und Brett
5. Der Sonnengruß
6. Die kraftvolle Haltung – tanzen
7. Held mit Feueratmung